AF582090

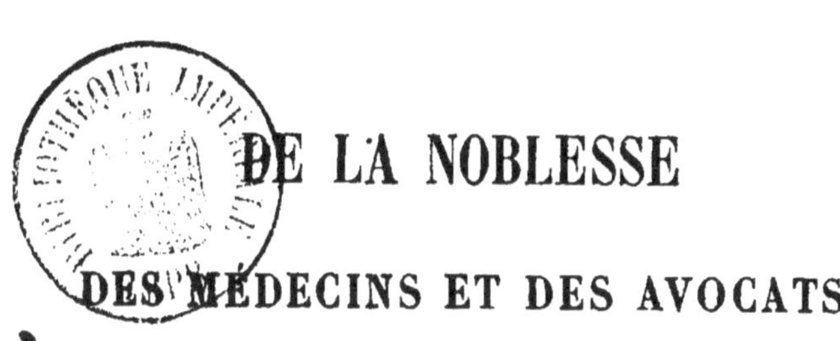

DE LA NOBLESSE

DES MÉDECINS ET DES AVOCATS

EN FRANCE

JUSQU'AU DIX-HUITIÈME SIÈCLE.

EXTRAIT DE LA GAZETTE MÉDICALE DE PARIS, ANNÉE 1860.

PARIS. — IMPRIMÉ PAR E. THUNOT ET Ce.
26, rue Racine, près l'Odéon.

DE LA NOBLESSE

DES MÉDECINS ET DES AVOCATS

EN FRANCE

JUSQU'AU DIX-HUITIÈME SIÈCLE;

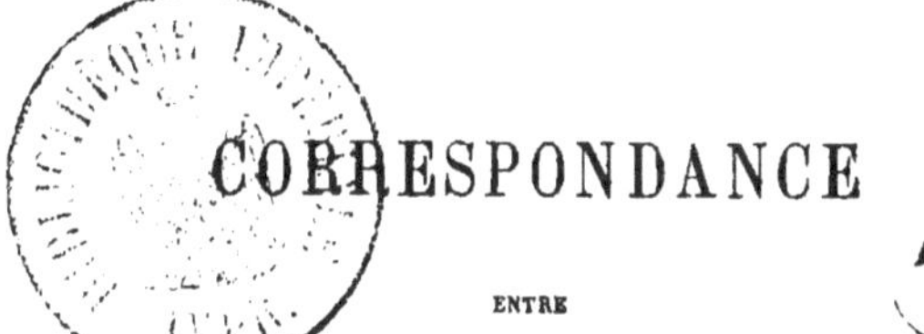

CORRESPONDANCE

ENTRE

M P. MENIÈRE,

Professeur agrégé de la Faculté, médecin de l'Institution impériale des Sourds-Muets,

ET

M. C. BROUCHOUD,

Docteur en droit, avocat à la Cour impériale de Lyon.

PARIS. 1860.

DE LA NOBLESSE

DES MÉDECINS ET DES AVOCATS

EN FRANCE

JUSQU'AU DIX-HUITIÈME SIÈCLE.

A M. le docteur P. Diday.

Mon cher confrère,

Relisez-vous quelquefois votre Boileau ? Je le suppose ; un esprit de votre trempe, aussi alerte, aussi incisif, doit se frotter de temps en temps au maître de la critique,, à celui qui a dit de si bonnes vérités aux auteurs médiocres de son temps, et qui fournit un si riche arsenal de malices à tous ceux qui s'occupent des œuvres de l'intelligence. Quiconque tient une plume n'a pas de meilleur modèle à imiter. Que l'on apprécie un traité de pathologie interne, une thèse de haute chirurgie, un drame ou un vaudeville, que l'on épluche la phrase prétentieuse d'un romancier moderne ou les vers quintessenciés d'un académicien, le style un peu sec d'un professeur de clinique externe ou les articles d'un feuilletoniste médical, il faudra toujours se souvenir de la verve de Boileau, de sa plaisanterie si fine, si acérée, de ses naïvetés pleines de malice, et bienheureux celui qui pourra approcher des perfections du satirique français.

Ne trouvez-vous pas que l'on oublie un peu trop cette haute école du bon goût et du bon sens, et que nos confrères en imprimerie négligent les *épreuves* et laissent passer bien des imperfections qui font sourire MM. les Protes? On semble croire que les articles destinés aux journaux doivent prendre les allures d'une improvisation, que le style est toujours assez bon s'il arrive assez promptement, et qu'une colonne doit être acceptée parce qu'elle est remplie. Ce sont là des idées de notre siècle, d'une certaine époque où les parleurs les plus habiles, saisis au vol par les sténographes, refaisaient eux-mêmes leurs discours et livraient ainsi à notre naïveté crédule des phrases que les auditeurs ne se rappelaient pas d'avoir entendues. On a pris l'habitude d'écrire vite, avec ou sans pensée, de laisser courir la plume un peu comme je le fais en ce moment, dans le seul but de satisfaire un caprice, de répondre à une politesse, de faire acte de bon vouloir à l'égard d'un confrère qui montre tant de bienveillance pour tout médecin ami du travail et de la considération.

Quoi qu'il en soit, je reviens à ma question et je tiens à savoir si vous relisez Boileau. Ce qui me pousse à vous adresser une pareille demande, c'est que vous habitez une ville où notre grand écrivain a trouvé un ami intelligent et dévoué, un homme qui s'est attaché à la gloire du satirique, qui l'a célébrée avec passion, qui a cherché, par tous les moyens en son pouvoir, à le mettre dans son plus beau jour, et qui, du vivant même de Boileau, s'est déclaré son panégyriste, mais sans adulation fade, sans complaisance servile, avec l'entière connaissance de ses mérites, ainsi que de ses imperfections. Cet homme, qui fut avocat au parlement de Lyon, puis échevin de cette grande ville, naquit en 1651, et il avait 27 ans lorsque, douze années avant la mort de Boileau Despréaux, il se fit présenter au grand poëte et lui demanda son amitié.

A ces traits vous reconnaissez déjà Brossette, Claude Brossette, seigneur de Varennes-Rapetour, celui qui, revenu dans sa ville natale, entretint une active correspondance avec l'illustre vieillard. Ces lettres, pieusement conservées, ont été publiées pour la première fois, vers 1770, par Cizeron-Rival, en trois petits tomes in-12. Elles contiennent un grand nombre de particularités sur la vie privée de Boileau, sur sa santé habituelle, sur les diverses indispositions qui vinrent peu à peu l'assaillir et qui le rendirent valétudinaire avant l'âge, infirme et souffrant au point de devenir un objet de pitié pour tous ceux qui le voyaient (1).

Vous vous souvenez que dans l'épître X, adressée à ses Vers (elle est de 1695), Boileau dit très-élégamment :

> Mais aujourd'hui qu'enfin la vieillesse venue,
> Sur mes faux cheveux blonds, déjà toute chenue,
> A jeté sur ma tête, avec ses doigts pesants,
> Onze lustres complets surchargés de trois ans.

Ces cinquante-huit ans n'étaient pas la vieillesse, et pourtant, un peu plus loin, le poëte ajoute :

> Qu'aujourd'hui même encor, de deux sens affaibli,
> Retiré de la cour, et non mis en oubli.

Ainsi le voilà sourd et un peu aveugle, sans compter tant d'autres misères dont il nous conte le détail dans ses lettres. Mais ce n'est pas ce chapitre-là que je veux traiter ici, vous n'y trouveriez qu'un médiocre intérêt. J'ai rencontré quelque chose qui vous touche plus directement, vous, habitant de la seconde ville de France, curieux de tout ce qui tend à illustrer la patrie que vous vous êtes donnée.

Il y a bien longtemps que, pour la première fois, j'ai remarqué parmi les lettres de Brossette à Boileau, celle qui est placée sous le nº XIX, et qui fut écrite de Lyon le 10 avril 1700. Permettez-moi de la copier ici textuellement, du moins en partie, et de la soumettre à l'attention de vos lecteurs lyonnais. Voici ce que dit Brossette :

---

(1) On nous saura peut-être gré de dire ici que la correspondance manuscrite de Boileau et de Brossette, faisant partie de la collection de M. A.-A. Renouard, le doyen des bibliophiles français, et formant deux volumes, petit format in-folio, admirablement reliés en maroquin rouge, a été acquise moyennant une somme de 4,200 fr., par M. Laverdet, libraire-éditeur, à Paris. Il y avait dans ce précieux manuscrit bien des pièces inédites, et une nouvelle édition complète, enrichie de plusieurs *fac-simile*, a été publiée en 1858, sous la forme d'un beau volume grand in-8. Cet ouvrage, que M. J. Janin a enrichi d'une introduction charmante, se trouve chez J. Techener, rue de l'Arbre-Sec, nº 52 ; Paris.

« Monsieur,

« Votre dernière lettre m'a été rendue au moment que je me disposais à « vous écrire, pour vous mander que j'ai envoyé à Paris un livre à un de « mes amis, qui aura le soin de le faire porter chez vous de ma part. C'est « un volume in-4°, qui a été imprimé à Lyon tout nouvellement, et qui est « un recueil du procès que les avocats et les médecins de cette ville ont été « obligés de soutenir au Conseil contre le Traitant de la Noblesse. Vous y « trouverez les raisons des uns et des autres, et à la fin, nous avons fait im- « primer l'arrêt qui nous maintient dans l'usage où nous avons toujours été « de prendre la qualité de *Noble*, jointe à celle d'*Avocat* ou de *Médecin*. Cette « noblesse n'est, à la vérité, qu'un simple titre d'honneur, une noblesse de « lettres, purement personnelle et infructueuse ; mais enfin, telle qu'elle est, « elle fait toujours honneur à la robe que nous portons. J'ai cru que vous ne « seriez pas fâché de voir, dans ce livre que je vous envoie, de quelle ma- « nière cette contestation a été soutenue devant un Tribunal qui vous a « rendu justice si glorieusement, dans une cause presque semblable. Peut- « être ce livre vous sera encore rendu avant que vous receviez ma lettre ; « cela dépendra de l'exactitude de celui qui doit vous le porter ; quoi qu'il en « soit, il vaut mieux que vous attendiez cette lettre que le livre. »

A diverses reprises j'ai interrogé plusieurs de vos compatriotes sur cette grave affaire ; j'ai supplié des magistrats, des avocats, des hommes de lettres habitant Lyon, de s'informer auprès de l'archiviste du département du Rhône, du lieu où l'on pourrait rencontrer les pièces de cette mémorable affaire ; j'ai sollicité une simple démarche auprès de M. le Bibliothécaire de votre ville, et toutes mes instances ont échoué. Ne puis-je donc espérer que la publicité donnée aujourd'hui à cette requête humblement présentée à vos savants confrères, produira enfin le résultat que je désire, à savoir, un éclaircissement complet sur un point de l'histoire de la médecine lyonnaise qui nous intéresse tous tant que nous sommes? Il est impossible que le volume in 4°, imprimé à Lyon en 1700, soit perdu à tout jamais, que les collections publiques ou particulières n'en conservent pas un exemplaire. Il doit y avoir un recueil des arrêts du siége présidial de Lyon, et vos savants jurisconsultes ne peuvent être embarrassés de déterrer un acte d'une Cour de justice dont ils sont les héritiers directs et légitimes.

J'ai ouï dire, qu'au temps passé, les chanoines composant le Chapitre de votre cathédrale, portaient le titre de *Comtes* de Lyon, titre collectif, quelle que fût, du reste, la naissance de ces hauts dignitaires de votre église métropolitaine. Mais je n'ai vu nulle part, si ce n'est dans la lettre de Brossette, que les médecins aussi bien que les avocats de votre ville, portassent un titre honorifique, lequel aurait été reconnu et légalisé par un arrêt du conseil. C'est là une chose bonne à savoir dans tous ses détails, et peut-être votre Société impériale de médecine, dûment avertie par un Parisien curieux, jugera-t-elle à propos de mettre au concours la question de savoir quand et comment vos confrères de Lyon ont mérité cette distinction flatteuse.

Vos célébrités médicales des siècles précédents ont été l'objet d'un travail important, et M. Pétrequin, dont l'érudition est de si bon aloi, a montré combien la ville de Lyon compte de praticiens distingués, de savants illustres, d'auteurs recommandables, mais il ne s'est pas occupé du point que je signale ici (1). Avec les ressources locales dont vous disposez, je ne doute

(1) Effectivement M. Pétrequin n'a pas traité cette question dans son HISTOIRE MÉDICO-CHIRURGICALE DE L'HOTEL-DIEU DE LYON, 1845, ni dans son ESSAI SUR L'HISTOIRE DE LA CHIRURGIE A LYON, 1856; et nous savons que, en fouillant dans les archives de notre grand Hôtel-Dieu, il n'a rien trouvé sur ce sujet dans les cent volumes manuscrits in-folio dont il a fait le dépouillement pour composer le premier des ouvrages précités, qui forme l'introduction historique de ses MÉLANGES DE CHIRURGIE. Notre confrère, nous le savons positivement, est lui-même étonné que, à sa connaissance, il n'ait pas été question des qualifications nobiliaires des médecins de Lyon dans les nombreux et solennels débats qu'ils eurent à soutenir contre les chirurgiens dans les XVIe, XVIIe et XVIIIe siècles. Il nous a signalé, à ce sujet, une circonstance regrettable qui contribuera, sans aucun doute, à rendre plus difficiles les recherches des titres originaux, du moins dans les archives du corps médical, c'est l'incendie de la bibliothèque du collége de médecine, qui eut lieu à Lyon, dans le siècle dernier, à la suite d'une émeute populaire. M. Pétrequin pense cependant qu'il serait possible de découvrir dans nos bibliothèques, le volume in-4°, de 1700, dont M. Menière parle d'après l'académicien Brossette; et il croit que M. Menière lui-même pourrait peut-être le trouver à Paris, si l'on voulait se livrer à de sérieuses fouilles dans les quatre grandes bibliothèques de la capitale (Impériale, Mazarine, de Ste-Geneviève et de l'Arsenal). Au reste, les médecins n'étaient pas les seuls qui fussent dotés de titres nobiliaires : M. Pétrequin nous apprend qu'il

pas qu'il ne vous soit facile de combler cette lacune de l'histoire de vos devanciers dans la carrière médicale; la *saluberrima facultas* de Lyon ne peut que gagner à produire au grand jour ses titres de noblesse, et pour ma part, je serai enchanté de connaître les particularités qui se rattachent à cette question. L'arrêt de 1700 n'est pas prescrit, que je sache; la révolution de 89, qui a détruit les corporations et aboli les titres, n'a pas voulu vous priver d'une récompense accordée, sans doute, à de bons et loyaux services; elle a dû laisser subsister une désignation purement honorifique et personnelle, non transmissible, et par conséquent à l'abri des abus que poursuivait alors le génie de la révolution radicale.

Donc, mon cher confrère, je vous délègue le soin de résoudre cette question; vous êtes parfaitement placé pour cela, vous pourrez stimuler le zèle des *chercheurs*, et vos archives départementales vous abandonneront leurs secrets. Vous éprouverez, j'en suis sûr, un certain plaisir à voir l'avocat de nos confrères malmener M. l'*Avocat des Traitants*, et lui démontrer, à l'aide de textes précis, que la noblesse des médecins de Lyon est incontestable. Et peut-être, trouverez-vous que le premier Président a justement réprimandé le demandeur en lui disant : « Le Roy veut bien que vous poursuiviez « les faux nobles de son royaume, mais il ne vous a pas, pour cela, donné « permission d'inquiéter les gens d'une noblesse aussi avérée que sont ceux « dont nous venons d'examiner les titres. Que cela ne vous arrive plus ! » Ces paroles sévères furent prononcées en présence et au bénéfice de Boileau, qui établissait par pièces authentiques que sa noblesse remontait à l'année 1342.

---

existe, dans la bibliothèque de la Faculté de Montpellier, un manuscrit in-folio sur papier (H. 194), qui renferme, entre autres pièces curieuses, des *lettres de noblesse accordées par Louis XIV* (1643 à 1715) *à divers chirurgiens*. Voyez Ch. ANGLADA, NOTICE SUR LA BIBLIOTHÈQUE DE LA FACULTÉ DE MONTPELLIER, 1859, p. 50.)

Nous ne désespérons pas de voir l'un de nos deux savants confrères de Paris ou de Lyon reprendre à nouveau, et réussir à élucider l'intéressante question d'histoire médicale que soulève la lettre du médecin des Sourds-Muets de Paris.

(*Note de M. Diday.*)

Hélas! ces choses sont bien loin de nous : mais il est permis d'y attacher un certain prix, de les regretter, de croire que la dignité de notre robe n'était pas seulement une vaine satisfaction d'amour propre. Bien mal avisés seraient ceux qui ne verraient là qu'une gloriole pédante, une prétention ridicule. Nous sommes persuadé que tout ce qui rehausse la professiou la moralise, que plus on se sent élevé dans l'ordre social, plus on est enclin à se respecter et à conserver le renom de la médecine honorable. *Noblesse oblige*, ce doit être la devise de quiconque a charge d'âmes ou de corps, de tout homme qui tient en ses mains la vie et l'honneur de ceux qui se fient à sa science et à sa moralité.

Et à propos du rang que tiennent les médecins dans notre monde actuel, je lisais l'autre jour dans Cicéron, au cinquième livre du fameux traité DE FINIBUS BONORUM ET MALORUM (t. XXVIII, p. 172 de l'édition de Panckoucke), un petit passage dans lequel la médecine n'a pas trop à se louer du rang qu'on lui donne parmi les professions dites libérales. Cicéron engage ses amis à lire les œuvres de Platon, d'Aristote et autres philosophes qui sont les vrais précepteurs des grandes choses ; c'est là où les orateurs, les généraux, les chefs des Etats puisent les règles de conduite qui pourront les illustrer. Et dans un ordre inférieur, *ut ad minora veniam*, les mathématiciens, les poëtes, les musiciens et enfin les médecins, semblent venir de cette officine de tous les arts, *mathematici, poetæ, musici, medici denique, ex hac, tanquam ex omnium artium officina profecti sunt.* Cicéron a placé en tête de cette liste les orateurs, sans doute parce que nul talent ne lui semblait supérieur à celui où il excellait, mais était-ce bien une raison pour nous reléguer au dernier rang de cette catégorie, et surtout après les poëtes et les musiciens? J'espère démontrer ailleurs que la manière dédaigneuse dont il nous traite n'est justifiée en rien, et que les services que lui ont rendus les médecins qui vivaient dans sa familiarité méritaient, de sa part, un peu plus d'égards, sinon de reconnaisssance. Et j'ajoute que dans plusieurs autres passages de ses œuvres diverses, il s'est montré moins partial. Peut-être, au moment où il écrivait cette phrase mal sonnante et qui nous blesse, était-il souffrant, de mauvaise humeur; Atticus ou Tiron, malades, lui causaient des inquiétudes, et *Métrodore* ou *Alexion* ne les guérissaient pas assez vite au gré de son impatience.

Encore une fois, cher confrère, stimulez le zèle des médecins de Lyon, tâchez d'arriver à la solution du petit problème historique que je vous propose, et publiez le résultat des recherches que vous aurez provoquées. Tout le monde vous en saura gré, et en ce qui me concerne, je me féliciterai d'avoir soulevé une question d'honorabilité médicale, à laquelle j'aime à croire que personne ne se montrera indifférent.

Agréez, etc.

P. MÉNIÈRE.

A M. le docteur Ménière,

Médecin de l'Institution impériale des Sourds-Muets de Paris.

Honora medicum propter necessitatem.
ECCLÉSIASTE, chap. XXXVIII-1.

Accordez des honneurs au médecin, parce que Dieu l'a créé après avoir reconnu qu'il était nécessaire dans le monde.
Traduction du XVIIIe siècle.

Monsieur,

Rassurez-vous ; le livre dont le sort vous préoccupe ne fera pas de si tôt le bonheur des bibliophiles ; il est encore trop commun pour cela. Je l'ai vu, monsieur, et avant d'avoir pu le saisir j'ai, pendant trente-six heures, passé par toutes les phases de cette impatiente curiosité que vous avez si pittoresquement dépeinte dans votre lettre à M. le docteur Diday. Samedi dernier, j'avais achevé de parcourir, au cercle, tous les journaux du jour, et j'allais partir quand l'état immaculé de la GAZETTE MÉDICALE DE LYON frappa mes regards. Ce numéro ne devait son insolite fraîcheur qu'à sa récente apparition. Quelles nouvelles apportait-il à ses lecteurs ? Le programme scientifique m'arrêta moins que de coutume ; mon esprit pressentait sans doute qu'un article littéraire devait spécialement fixer mon attention. J'arrivai à la fin de ce sommaire, et je lus avec le plaisir que procure toute bonne fortune, même en lecture, ce titre intéressant : DE LA NOBLESSE DES MÉDECINS DE LYON AUX XVIIe ET XVIIIe SIÈCLES.

Votre lettre soulevait une question d'histoire locale assez curieuse. J'avais bien ouï dire, j'avais même lu quelque part que les avocats se décoraient autrefois du titre de *nobles*. Des velléités jalouses m'avaient sans doute empêché d'apprendre alors que cette distinction était aussi l'apanage des docteurs en médecine. Je vous l'avoue, monsieur, j'ignorais cette commmunauté d'honneur dont le passé illustra nos professions. Désormais il en coûtera bien plus à l'amour-propre du barreau; car si un niveau *égalitaire* donne aujourd'hui la mesure de nos modestes priviléges, l'avantage appartient aux médecins dans les souvenirs du passé. Votre noblesse, en effet, monsieur, la noblesse des médecins est plus ancienne que celle des avocats, vos parchemins sont plus vieux que les nôtres; l'époque de votre anoblissement peut même être précisément déterminée; et, pour tout dire, je crois bien que c'est la Faculté de médecine qui, en bonne sœur, a partagé avec la Faculté de droit ses titres de noblesse.

Quoi qu'il en soit de cette question d'antériorité, il est bien certain que médecins et avocats, non-seulement à Lyon, mais dans toute la France et dans certains pays étrangers, ont reçu d'un usage constant, jusqu'au XVIIIᵉ siècle, la qualification nobiliaire. Quels priviléges leur conférait cette noblesse? Quelle fut la cause du procès qui mit en émoi le barreau et les médecins au XVIIᵉ siècle? Quel sort eurent devant les Cours de l'époque leurs prétentions aristocratiques?... Vous le devinez, monsieur, ce livre dont vous avez fait, sa vie durant, l'oraison funèbre, nous apprend toutes ces choses. Sa lecture a suffi pour me faire connaître ce que votre lettre m'avait fait désirer de savoir. Je lui dois donc, en reconnaissance de son utilité, au moins les premiers honneurs de la description. Elle vous satisfera aussi, j'en suis sûr, car vous pourrez vous en servir pour guider vos recherches dans les bibliothèques de Paris.

Cet in-4°, dont Brossette a envoyé un exemplaire à Boileau, le 10 avril 1700, porte, sur le catalogue de la bibliothèque de la ville de Lyon, les numéros 21264-17. S'il est à Paris, vous le trouverez sans doute à la table générale des catalogues de chaque bibliothèque sous le titre de : « HISTOIRE DES INSTITUTIONS JUDICIAIRES. » En parcourant les divers ouvrages mentionnés sous cette rubrique, vous devez le voir inscrit. La recherche ne peut s'en faire autrement, car il ne porte pas de nom d'auteur; il ne doit être mentionné que sous le nom de la matière qu'il traite, et il n'en manque pas sous les mots : *Parlement*, *Cours*, *Juridictions*, etc., etc.

Je vous donne, d'ailleurs, son signalement : c'est un in-4°; il a pour titre :

RECUEIL

De toutes les pièces concernant le procès des avocats et des médecins de la ville de Lyon contre le traitant de la recherche des faux nobles, avec l'arrêt intervenu au Conseil, le 4e de janvier 1699, approbatif de l'usage où sont les avocats et les médecins de prendre la qualité de nobles.

LYON

Chez E. Plaignard, rue Mercière, au Grand-Hercule.

M. DCC.

J'avais le dessein, monsieur, pour satisfaire ceux que votre lettre a dû intéresser, de retracer devant les lecteurs de la GAZETTE MÉDICALE la physionomie des débats de ce grand procès du XVIIe siècle. Mais au moment d'aborder cette étude, je m'aperçois que ma lettre n'aurait plus d'intérêt pour personne. En vous donnant des indications qui vous feront certainement trouver le livre que vous cherchez, j'ai remis dans vos mains le fil, un instant brisé, de vos travaux :

. . . . Il veut poursuivre, hélas!
Il a perdu le fil qui conduisait ses pas.

Vous l'avez retrouvé, monsieur; tous ceux qui ont lu votre lettre m'en voudraient de les avoir privés du plaisir qu'elle leur permet d'espérer. Ce serait aussi abuser de l'hospitalité que veut bien offrir si gracieusement à ma réponse une GAZETTE dans laquelle ma qualité d'avocat m'interdit le droit d'écrire.

Si ma lettre vous parvient avec le prochain numéro du journal, nous remercierons tous deux, si vous le voulez bien, son aimable directeur. Vous lui devrez une communication à laquelle vous attachez quelque intérêt, et je lui saurai gré du favorable accueil qu'il aura fait à ma demande.

Agréez, etc.

BROUCHOUD,
Avocat à la Cour, docteur en droit.

Lyon, le 21 mars 1860.

Voici la lettre que j'écrivis à M. Brouchoud.

Monsieur,

La GAZETTE MÉDICALE DE LYON m'arrive en effet ce matin, et j'ai lu avec un vif plaisir la lettre que vous m'avez fait l'honneur de m'adresser. Je suis très-reconnaissant de la peine que vous avez prise de faire une recherche que j'avais vainement demandée à l'une des lumières du barreau lyonnais. J'avais eu raison de croire que la bibliothèque de votre grande cité devait garder le livre en question, et il ne vous a pas été très-difficile de le découvrir. Grâces vous en soient rendues, mais croyez-moi, monsieur, il vous appartient bien mieux qu'à personne de mettre en lumière toutes les pièces d'un procès qui vous intéresse non moins que nous. La Faculté de médecine a besoin d'un *Rapporteur*, et vous avez qualité incontestable pour remplir cet office.

Sérieusement, faites un historique de cette affaire qui est la vôtre, et comme il y a confraternité entre nous, les médecins profiteront de ce que découvrira l'avocat. Engagé dans un grand travail qui a pour objet de relever tout ce qu'il y a de médical dans l'œuvre immense de Cicéron, je n'aurais pas le loisir de faire, même mal, ce que vous ferez très-bien, et j'ose croire qu'après avoir indiqué ce livre, ce qu'il contient et l'usage qu'on en peut faire, vous voudrez bien nous montrer tout le parti qu'un esprit et une plume comme les vôtres peuvent tirer d'un sujet qui, quoique bien vieux, a cependant le mérite de la nouveauté pour les lecteurs de 1860.

Veuillez agréer, monsieur, avec mes remerciements, l'assurance de la parfaite considération avec laquelle je suis votre très-humble serviteur.

P. MENIÈRE.

Paris, 2 avril 1860.

Notre désir a été admirablement et promptement rempli, et les lecteurs s'uniront à nous pour remercier le savant jurisconsulte qui a bien voulu consacrer ses veilles à un travail d'un aussi vif intérêt.

P. MENIÈRE.

A M. le docteur P. Menière,

Médecin de l'Institution impériale des Sourds-Muets de Paris.

Monsieur,

La flatteuse invitation que vous avez bien voulu m'adresser ne pouvait me laisser indifférent : mais si votre confiance m'encourage, je crains de m'imposer à des lecteurs dont l'esprit peut n'être pas porté, comme le vôtre, vers certaines études historiques. J'accepte cependant, monsieur, mais pour vous être agréable, la mission de *Rapporteur* dans cette cause si solennellement débattue il y aura bientôt deux siècles. Puissent les pages qui vont suivre vous apprendre quelque chose et combler vos vœux en ne vous laissant rien ignorer de ce que vous désirez savoir.

J'entreprends l'histoire d'une querelle bien et dûment éteinte par la double autorité d'un arrêt et d'une révolution, et les premiers mots de mon récit, si je n'y avais pris garde, allaient imprudemment en susciter une autre que je n'avais nul désir d'agiter. Permettez-moi, monsieur, de ne prendre parti ni pour l'abbé Dubos (1) ni pour Montesquieu (2) luttant l'un contre l'autre pour faire assigner à la noblesse française une origine plus ancienne que l'histoire, ou neuve comme ses plus récents souvenirs. Il me suffit pour entrer en matière qu'il y ait eu en France, avant le dix-huitième siècle, diverses classes de citoyens. Nous pouvons même les rechercher jusqu'au quinzième siècle sans avoir à discuter cette question qui a divisé les deux historiens publicistes. Il est bien certain, en effet, qu'à cette époque il y avait des familles au sein desquelles se perpétuaient les distinctions et les honneurs, tandis que d'autres obscures comme leurs ancêtres ne pouvaient léguer à leurs enfants que le souvenir de leurs vertus privées. Les privilèges de cet ordre de citoyens plus élevé que les autres et jaloux par nature de ses prérogatives, ont été toujours le point de mire d'ambitions qui, pendant des siècles, n'ont cependant jamais essayé des usurpations d'ailleurs impossibles. Mais tout dégénère avec le temps, et soit que la noblesse perdît de

(1) ETABLISSEMENT DE LA MONARCHIE FRANÇAISE DANS LES GAULES, voyez le *Discours préliminaire*.

(2) ESPRIT DES LOIS, liv. 30, chap. 25.

ses susceptibilités jalouses qui avaient fait sa grandeur, soit que, sacrée par la gloire, elle crût son piédestal inaccessible aux convoitises de la roture, elle dédaigna des entreprises qui amenèrent bientôt un véritable désordre dans l'état civil des citoyens.

La mode si fort en faveur aujourd'hui de s'anoblir en empruntant un nom à un domaine acheté pour ce second baptême, suffisait déjà du temps de Montaigne, à flatter l'amour-propre de ceux qui, sans ancêtres, voulaient braver l'oubli de l'histoire. La plume acérée du savant moraliste a fait entendre des plaintes amères contre ces abus. *Il y a*, dit-il (3), *tant de liberté en ces mutations, que de mon temps ie n'ay veu personne, élevé par la fortune à quelque grandeur extraordinaire, à qui on n'ayt attaché incontinent des tiltres généalogiques nouveaux et ignorés à son père, et qu'on n'ayt enté en quelque illustre tige, et, de bonne fortune, les plus obscures familles sont plus idoines à cette falsification.* Et que dirait-il donc aujourd'hui, ce bon Montaigne, car ces puériles usurpations, dont il se plaignait déjà, ne sont pas toujours autorisées, comme de son temps, par une *grandeur extraordinaire.* Mais ne rions pas de sa colère, elle était bien vive si l'on en juge par le sacrifice qu'elle le décida à s'imposer. Ayant un jour ses armoiries sous les yeux, il se demandait ce qu'elles allaient devenir. *Un gendre les transportera en une autre famille; quelque chétif acheteur en fera ses premières armes.* Dans un voyage qu'il fit à Pise, cette pensée le poursuivait encore, il les fait *blasonner et dorer avec de vives couleurs,* les encadre et les cloue au mur de sa chambre, *sous la condition qu'elles y resteraient;* son hôte, le capitaine Paulino, le lui promit et en fit serment.

L'état de choses que le savant moraliste retraçait dans diverses parties de ses œuvres avec ce langage si concis; *les armoiries n'ont de seureté non plus que les surnoms... il n'est chose où il se rencontre plus de mutation et de confusion,* cet état n'avait fait qu'empirer après lui, à ce point qu'il motiva plusieurs fois l'intervention des rois de France.

Vous le savez, monsieur, on distinguait dans notre ancienne société deux sortes de noblesse proprement dite. Celle de *race* dont on ne connaissait pas l'origine, ou, comme dit Loyseau, dont on ne pouvait *coter* le commencement ;

(3) Essais, liv. I, chap. 46.

et celle de *concession* qui était accordée par le roi. Il y avait, en troisième lieu, une noblesse appelée *personnelle* parce qu'elle était inhérente à la personne. *Ceux qui ont cette noblesse*, dit Pothier (4), *ne peuvent pas se dire de la noblesse, mais ils jouissent de tous ses priviléges. Tels étaient les bourgeois de quelques villes du royaume, comme on peut le voir à l'égard des bourgeois de Paris dans l'édit de Charles V, du* 9 *août* 1371. Nous ne venions qu'en quatrième ordre. Le titre de *nobles* était donné, d'après un usage constant et ancien, aux médecins et aux avocats. Mais cette dénomination, purement honorifique, ne leur conférait aucuns priviléges, suivant du moins les coutumes générales du royaume. Le droit coutumier de quelques provinces était plus libéral à leur égard ; je citerai, par exemple, le Dauphiné.

Cet usage, sur l'autorité duquel se fondent les prétentions à la noblesse des avocats et des médecins, est-il bien constant ? A quelle époque remonte-t-il ? Comment s'est-il établi ?

Si l'on veut tenir compte de tous les faits révélés par l'histoire, on est forcément conduit à proclamer que le privilége de cette faveur date des premiers âges de la monarchie française, et comme les médecins ont naturellement existé dans la société bien avant qu'une organisation judiciaire eût été même essayée, ils ont dû être le lien qui a rattaché nos lois barbares et nos premiers usages aux traditions du droit romain. Nul ne nie aujourd'hui que la législation romaine n'ait inspiré notre droit national et coutumier, et assurément son influence était bien étendue quand les premiers éléments de nos institutions judiciaires ont été coordonnés. Au fur et mesure que ces institutions ont progressé, le droit romain a vu les découvertes de ses immortels monuments faciliter le développement de son autorité ; et quand tout a pu marcher et fonctionner dans notre société avec ordre et méthode, alors ont reparu, après un sommeil de quelques siècles, des principes, des idées, des prétentions et des droits négligés pendant une époque d'indifférence. Qu'importait, en effet, à l'amour-propre des médecins que, du temps de Clovis ou des rois de la deuxième race, on leur donnât une qualification honorifique ? La science avait-elle le moindre prestige en ces siècles d'igno-

---

(4) TRAITÉ DES PERSONNES, partie I, titre 1, section 2, art. 2, *in fine*; Henri Martin, HISTOIRE DE FRANCE, 4e édition, vol. V, p. 301.

rance? Et l'art de la médecine, confondu par les empiétements et les succès de l'empirisme, pouvait-il être considéré avec honneur par une société aussi arriérée en lumières?

Mais les vastes documents laissés par les peuples éclairés que les invasions des barbares avaient fait disparaître, furent ensuite consultés avec une avidité qui se reconnut bientôt au mouvement prononcé des esprits vers l'étude et les sciences. Ces recueils de toutes les connaissances humaines autrefois acquises et quelque temps oubliées, préparèrent l'organisation des sociétés nouvelles et les disposèrent à accepter comme les meilleurs éléments des idées à venir celles que leur avaient léguées les nations mortes. L'histoire offre plus d'un exemple du caractère exclusif de mouvements littéraires et scientifiques accomplis à la faveur de découvertes ou de publications qui, par leur esprit et leur portée, en ont été le guide souverain. Au moyen âge un exemplaire du DIGESTE est exhumé du fond d'une bibliothèque. Le droit romain avec toutes ses tendances politiques et philosophiques révolutionne les esprits au point d'encourir les rigueurs de la loi politique et les foudres du pouvoir religieux. Il fallut attendre qu'un souverain plus éclairé eût le courage de vouloir l'accréditer. Citons à l'honneur de saint Louis (5) notamment, les efforts qu'il a faits pour le mettre en faveur.

La science avait reconquis sous le régime de ce saint roi la considération dont elle était entourée à Rome, et ceux qui s'y adonnaient participèrent de la faveur avec laquelle elle y était encouragée.

Les constitutions des empereurs romains furent longtemps le modèle des lois du moyen âge, et vous savez, monsieur, quels honneurs elles décernaient à ceux qui se livraient à l'étude des sciences et des lettres. La loi *Providendum* (6) de l'empereur Gratien est une des premières qui les ait décorés du titre de *Nobilissimi*. Les empereurs Théodose et Valentinien (7) ont ajouté à l'éclat de cette faveur impériale, en accordant aux mêmes personnages qu'ils désignaient sous le nom générique de *Togati*, des indemnités que les exigences fiscales du gouvernement de l'époque ne rendaient

---

(5) Montesquieu, ESPRIT DES LOIS, liv. 28, ch. 42.

(6) L. 7, C. DE POSTAL., L. 2, tit. 6.

(7) L. 5, C. DE ADVOC. DIVERS. JUDICIORUM.

pas puériles. Cette dernière constitution, comme la loi *Suggestionem* (8), qui plaçait ceux qu'elle concernait parmi les Comtes et les *Clarissimi* (rang des sénateurs), bien qu'étant le complément de la loi générale *Providendum*, paraissaient cependant s'appliquer plus spécialement aux avocats auxquels elles conféraient diverses exemptions transmissibles à leurs veuves et à leurs enfants.

Mais si ces constitutions ne désignaient pas les médecins, c'est que leurs droits à la noblesse, plus régulièrement établis, pouvaient se passer de cette succession de rescrits ou déclarations impériales. La loi constitutive de leur anoblissement avait été solennellement rendue dans de graves circonstances qu'elle relate, et il ne restait plus rien à faire pour eux après cet acte d'une munificence qui les avait comblés. *Antonius Musa*, médecin célèbre, dont Virgile a dit : « *Doctior, o quis te, Musa, fuisse potest!* », et l'on vous doit, monsieur, cette heureuse citation, Musa, dis-je, eut le bonheur de guérir en peu de jours l'empereur Auguste, très-gravement malade. Le prince et le sénat romain, pour le récompenser, lui accordèrent, à lui et à tous ceux qui exerceraient dans la suite la profession de médecin, le droit de porter l'anneau d'or et de jouir de toutes sortes de priviléges (9). Vous savez que l'anneau d'or était, chez les Romains, le signe carctéristique de la noblesse.

Que sont devenus vos titres après la chute de l'empire? Aucune loi n'est venue révoquer la décision d'Auguste; elle avait donc encore toute son autorité quand le peuple-roi a disparu. C'était un pouvoir en décadence qui nous avait élevés au rang que vous occupiez depuis la création de l'empire (10). Tant que ses lois ont été respectées, les avocats ont joui des distinctions qu'elles leur avaient accordées ; mais aucune cérémonie d'investiture ne rafraîchissait le souvenir des honneurs et des priviléges décernés

---

(8) L. 1, C. DE ADVOC. DIVERS. JUDIC.

(9) DION CASSIUS, 53.

(10) Sous la République, la médecine n'était pas en honneur à Rome ; le plus souvent elle était pratiquée par des esclaves. (Voir à ce sujet les ÉTUDES MÉDICALES SUR LES POETES LATINS. P. Menière. — Paris, 1858; n-8° — Germer Baillère.)

au barreau romain. Il est venu un moment où les textes des volontés des empereurs ont été perdus, leurs lois oubliées ; mais à cette époque critique vos prédécesseurs ont eu le bon esprit de ne pas laisser tomber en désuétude les cérémonies qui accompagnaient dans les écoles de Rome la collation du titre de médecin. L'auteur des mémoires produits au procès de 1699, *noble Gillet*, maître avocat en la sénéchaussée et au siége présidial de Lyon, affirme que de son temps encore le collége des médecins, quand il recevait un nouveau docteur, et au moment où il lui conférait son grade, lui mettait un anneau d'or au doigt et lui adressait ces paroles prescrites par la constitution d'Auguste : *Accipe annulum aureum in signum nobilitatis ab Augusto et senatu romano medicis concessæ.* Si rien n'avait été changé aux coutumes du dix-septième siècle, je vous inviterais à lire votre diplôme. A cette époque on qualifiait de *nobles* dans leurs lettres de docteurs en médecine tous ceux que les universités de fondation royale avaient jugés dignes du doctorat.

On faisait un avocat avec moins de cérémonie, et pendant plusieurs siècles on n'en a plus fait du tout. Cette interruption s'est-elle manifestée en médecine comme au barreau ? Les documents produits dans la procédure de 1699 nous font connaître ce qui se passait à deux époques, sous l'empire romain et à la fin du dix-septième siècle, mais ne nous disent rien des faits intermédiaires. Que faut-il augurer de ce silence ? Sur cette question délicate voici, à mon sens, tout ce qu'il est permis de penser. Vous n'ignorez pas que le bagage juridique apporté par nos pères sur la terre des Gaules était d'un mince volume ; et comme le Digeste, c'est-à-dire toute la science du droit romain, est resté durant quelques siècles perdu, on n'a pas dû, pendant longtemps, avoir même l'idée de créer des écoles de droit. L'enseignement de la médecine, au contraire, n'a jamais dû subir d'interruption ; public ou privé, supérieur ou élémentaire, il n'a jamais cessé. Des colléges ont donc perpétué cette science et tout naturellement maintenu et conservé la jouissance des honneurs et titres précédemment accordés à ses initiés. Puis les écoles de droit se sont ouvertes ; les avocats y ont vu écrit leur droit de participation aux priviléges honorifiques dont les circonstances avaient laissé les médecins seuls en possession, et alors, après avoir fait à la médecine l'honneur d'établir authentiquement ses titres de noblesse, substituant l'autorité d'un droit général à celle d'une coutume particulière, ils ont ressuscité à leur profit les faveurs dont était honorée à Rome l'étude des lettres et des sciences.

A partir de cette époque, à laquelle j'assigne la date du douzième siècle, c'est dans une communauté de jouissance paisible et incontestée de leurs privilèges qu'ont vécu médecins et avocats. Le nombre des intéressés devait concourir au surplus a favoriser cette possession. Le titre de *noble* fut donné au grade de *docteur* une fois que les avocats eurent revendiqué pour eux, en se fondant sur les lois romaines, cette qualification distinctive. La fameuse loi *Providendum* passa pour avoir anobli tous les docteurs possibles, en théologie, en droit civil, en droit canon.

Il ne s'agissait cependant encore à ce moment que d'un usage, car si le Digeste était un recueil de droit, il n'était pas un texte de loi ayant force exécutoire en France. Mais vous comprenez combien facilement cet usage a dû s'établir dans un pays presque universellement, sinon exclusivement régi par des coutumes. Celle-ci a passé comme tant d'autres moins justifiées et assurément plus funestes. Elle reçut bientôt d'ailleurs la sanction royale (11) et ne tarda pas à être plusieurs fois consacrée par des cours de justice.

Le plus ancien document judiciaire où il soit question de cette noblesse émane de la cour des aides de Paris. C'est un arrêt du 19 juin 1610, et il est rapporté dans la Bibliothèque des arrêts de Me Laurent Bouchet (12). Il a été rendu en faveur d'un sieur Jean Meunier, à qui il permit, *attendu sa qualité d'avocat, de prendre le titre de noble sans que néanmoins cette qualité*

---

(11) Mornac, dans la glose *ad. leg. advocati, C. De advoc. divers. judic.*, cite, sur le rapport de Froissard, un édit de Charles V qui donne aux avocats la qualité de *chevaliers ès loix*. Il ajoute ce fait biographique que Charles V les aimait si fort qu'il allait souvent au barreau en robe longue, d'où il fut surnommé l'*avocat*. A ceux qui seraient tentés de penser que ces faveurs s'expliquent par l'irréflexion et beaucoup de bonhomie, répondons que Charles V fit jeter, en 1369, les fondations de la Bastille de lugubre mémoire, qu'il a appliqué, avant Louis XI, le fameux axiome *qui nescit dissimulare nescit regnare*. Il est temps d'ajouter que ses contemporains l'ont nommé *le Sage*, et que son règne a été l'un des plus utiles à la France.

(12) Lettre N, sous le mot *Noblesse*.

pût lui assurer une exemption de tailles ni autres priviléges dont les nobles et gentilshommes jouissent en France.

Cet arrêt définit exactement en quoi consistent la noblesse des avocats et celle des médecins qui était la même. Ils avaient le titre de *nobles* à la condition de l'ajouter à leur qualité professionnelle, et il ne leur conférait, dans la plupart des provinces du moins, aucunes exemptions, aucuns priviléges. Il était en usage comme le titre de *maître* aujourd'hui donné à l'avocat. On disait donc : *noble* un tel, *docteur en médecine, en droit,* etc. Et ces deux expressions étaient si bien synonymes, qu'au dix-septième siècle, on commençait à employer indistinctement l'une ou l'autre.

Vous vous demandez sans doute, monsieur, à qui cette noblesse, si modeste qu'elle en était insignifiante, a pu porter ombrage, quelles susceptibilités jalouses elle a pu froisser, comment elle a pu exciter des colères pour voir se produire, à son occasion, tout le bruit que vous savez ?

Le *traitant,* commis à la recherche et à la poursuite des faux nobles, cédant à des instincts de cupidité et secondé dans ses vues par l'ignorance ou la mauvaise foi de son conseil, a voulu la querelle. Il me reste à vous dire comment elle s'est engagée et comment elle a fini.

Vous vous souvenez des plaintes élevées par Montaigne, dans ses Essais, contre la manie vaniteuse de maintes gens de son siècle. Son indignation ne pouvait se contenir en pensant que son palefrenier (13) pouvait s'appeler *Pompée le Grand,* sans que personne songeât à venir troubler une si ridicule prétention. Le philosophe avait révélé un abus qui devint bientôt assez grave pour provoquer des mesures répressives. Un intérêt fiscal en fit hâter la poursuite.

Le désordre des finances du royaume était grand à l'avénement au trône de Louis XIV. Les honteux tripotages du contrôleur général d'Émeri, agissant sous la responsabilité morale de Mazarin, son protecteur, avaient appauvri les caisses de l'État. Le gouvernement recourut à tous les expédients imaginables pour faire de l'argent ; bien des mesures furent projetées. Elles avaient besoin, pour être exécutées, de la sanction du parlement. Pour rendre dociles ses membres, la régente les gratifia du titre de *nobles* (5 juillet

---

(13) Essais, l. I, ch. 46.

1644). Les parlementaires qui avaient depuis longtemps les priviléges de la noblesse sans en avoir le titre, ne firent pas grand cas de cette faveur purement nominale (14). Aussi les projets financiers du ministre subirent-ils, à la vérification, de graves changements dont il fallut réparer les suites par des expédients nouveaux. L'usurpation des titres de noblesse s'offrit naturellement à l'esprit du contrôleur général comme un fait susceptible de devenir une source de revenus. Une déclaration fut rendue par la régente (1644) prescrivant la recherche des faux nobles et leur poursuite devant les cours de justice, pour les faire condamner à l'amende comme usurpateurs. Le *traitant*, la grande machine financière de l'époque, ne fut pas laissé de côté. Il s'en est trouvé un pour se charger de la rentrée des amendes; et comme il y avait profit pour lui à en faire payer le plus possible, il avait intérêt à trouver partout des usurpateurs. Les avocats et les médecins se décoraient du titre de *nobles*, il lui sembla que c'était de leur part une prétention mal fondée, une véritable usurpation, et il l'incrimina.

Charles de La Cour de Beauval (c'était le nom de ce traitant), attaqua d'abord, en 1668, les avocats de Grenoble. L'intendant de la province du Dauphiné renvoya l'affaire au conseil du roi. Le traitant fut obligé de se désister. Le conseil le lui ordonna et, sans arrêt, afin qu'il ne restât pas trace de cette poursuite odieuse. Le parlement de Grenoble (je ne sais si en cela il se montra plus ou moins jaloux que le conseil) enregistra ce désistement et le fit même enregistrer à la chambre des comptes et au conseil des finances du Dauphiné. Il faut avouer que le traitant avait mal débuté dans le choix de ses adversaires en s'adressant aux avocats qui, dans tout le royaume, avaient le plus de priviléges (15).

---

(14) Henri Martin, Hist. de France, 4e éd., t. XII, p. 181.

(15) Guy-Pape, président au parlement de Grenoble, *quæst.* 388, rapporte plusieurs arrêts qui ont jugé que les avocats, en Dauphiné, étaient nobles, d'une noblesse transmissible et exempte de toute sorte d'impositions. Mainard, conseiller au parlement de Toulouse, le dit aussi d'arrêts de son parlement, dans ses Notab. quæst., lib. 9, cap. 49. Tiraqueau, conseiller au parlement de Bordeaux, puis de Paris, écrit dans le même sens, De nobilitate, cap. 29, etc., etc. Le président Fabre, lib. 9, def. 10, tit. 28, nous apprend bien qu'en Savoie, en Italie, à Venise, en Espagne, les avocats jouissaient de la noblesse réelle et transmissible.

Les amendes ne rendaient pas assez sans doute, car le traitant se donnait une peine inouïe pour trouver des coupables. Il fit rafraîchir la déclaration de 1644 par une autre du 4 septembre 1696, qui porta l'amende de 1500 à 2000 livres. Le 8 janvier 1697, il obtint un arrêt du conseil d'Etat, par lequel Sa Majesté ordonnait, qu'en conséquence de sa déclaration de 1696 et des arrêts rendus sur icelle pour la vérification des usurpateurs du titre de noblesse, les greffiers de toutes les juridictions du royaume, notaires, etc., delivreraient audit de La Cour de Beauval, à ses procureurs et commis, dans un cahier, des extraits de tous les actes, sentences et jugements dans lesquels les parties auraient pris la qualité de *nobles* ou *nobles hommes* dans les pays où cette dénomination emportait titre et possession de noblesse, et ordonnait de ne pas délivrer à Paris des extraits desdits actes où étaient prises ces qualités, parce qu'elles n'y faisaient point titre de noblesse.

Le seigneur de La Cour de Beauval ne perdit pas son temps. Par assignations des 25, 26 janvier, 5, 26 et 27 février 1697, il engagea la poursuite contre les avocats et les médecins de la généralité (16) de Lyon, pour usurpation de la qualité de *nobles*. Elle fut portée devant M. d'Herbigny, intendant et commissaire départi dans les provinces du Lyonnais, Forez et Beaujolais. *Noble* Gillet, avocat en la sénéchaussée (17) et au siége présidial (18) de Lyon, fut chargé de dresser les consultations et remontrances des avocats et des médecins. M. d'Herbigny trouva la contestation assez importante pour devoir être décidée en conseil. Les mémoires du temps affirment qu'il écrivit en faveur des médecins et des avocats, et qu'il contribua beaucoup à la condamnation du traitant.

La contestation ayant été renvoyée au conseil, par suite du refus de l'intendant, les parties firent réimprimer leurs mémoires pour les adres-

---

(16) Grande division territoriale de l'ancienne France, créée pour l'administration des impôts. Au quatorzième siècle, le territoire était divisé en quatre généralités ; sous François Ier, il y en avait seize, et le nombre ne fit qu'augmenter jusqu'à la révolution. Lyon était le chef-lieu de l'une de ces divisions.

(17) Tribunal inférieur, présidé par un sénéchal.

(18) Notre tribunal de première instance. Ses sentences étaient, dans certains cas, portées par voie d'appel au parlement.

ser au bureau de M. de Pommereuil qui, nonobstant les efforts du traitant pour faire renvoyer la cause à M. d'Herbigny, la retint pour être jugée. (Ordonnance du 16 avril 1698). Après la production des mémoires, M. le procureur général de la commission donna ses conclusions ; elles tendaient à ce que les avocats et les médecins de Lyon fussent déboutés de leurs requêtes. Nouveau mémoire du traitant ; nouvelles réponses de ses adversaires ; nouvelles conclusions du procureur général, toujours aux mêmes fins. Le 4 janvier 1699, le bureau examina de nouveau l'affaire. M. de Pommereuil fit appeler les parties ou leurs avocats. Il s'en est trouvé un, monsieur, il faut bien l'avouer, qui, moins jaloux que le conseil du roi de la considération de son ordre, est venu soutenir, contre ses confrères, les prétentions intéressées et odieuses du fermier des amendes. Quand ils furent en présence du bureau, M. de Pommereuil leur dit (19) *qu'il était parfaitement informé de tous leurs moyens; que cependant l'éloquence étant le partage des avocats, on ne voulait pas leur dérober le plaisir de faire briller la leur; qu'ainsi ils pouvaient expliquer toutes leurs raisons et qu'on les écouterait avec plaisir.* Alors l'avocat du traitant commença, fit long exorde, longue péroraison et parla cinq quarts d'heure. Le député des avocats et des médecins ne fit ni exorde ni péroraison et parla un quart d'heure. Les plaidoiries furent suivies de la prononciation de l'arrêt. Il fut favorable à nos prédécesseurs ; en pouvait-il être autrement après la publication de l'édit *des armes et blasons de France,* du mois de novembre 1698 qui, durant le cours de l'instance, avait royalement consacré l'usage invoqué par les défendeurs et ajouté à leur droit de porter le titre de *nobles,* celui de posséder des armes ou blasons ? A la page cinquième de cet édit, après avoir désigné ceux qui peuvent demander des armoiries, Sa Majesté déclare, en effet, *qu'elle ne prétend pas priver de cette marque d'honneur les personnes de lettres et autres qui, par la noblesse de leur profession et de leur art, ou par leur mérite professionel, tiennent un rang d'honneur et de distinction.*

C'est ce document législatif et les arrêts du conseil, bien plus que les mémoires des avocats et des médecins, qu'il faut lire pour se faire

(19) Je copie le compte rendu inséré dans le volume in-4° adressé à Boileau.

une idée exacte de la haute estime accordée à l'exercice de leurs professions. Dans leurs défenses, en effet, on voit percer à chaque pas une préoccupation regrettable ; la condamnation à l'amende demandée contre eux les inquiète, les effraye, les porte parfois à tellement amoindrir leurs priviléges honorifiques, qu'ils autorisent à penser qu'ils y renonceraient volontiers. Nous les voyons s'évertuer à prouver que la simple qualité de noble est de nulle conséquence dans la généralité de Lyon (20), et que s'il est parlé dans la déclaration du roi de la qualité de *noble homme* comme devant exposer à des poursuites, ce ne peut être que dans les pays où cette qualité peut tirer à conséquence pour l'usurpation de la noblesse : « Eût-on pris ce titre de « noble dans un millier d'actes, en cette province, s'écrie leur défenseur, « que ce ne serait pas un titre pour acquérir le privilége de la noblesse. Ce- « lui qui se dit *noble homme*, sans avoir aucune distinction de naissance et « aucune qualité professionnelle ajoutée à son titre, se qualifie ainsi pour en « imposer, il veut persuader qu'il est noble de race ; il veut que cette déno- « mination artificieuse prépare les voies pour dérober au temps à venir « l'obscurité de son origine. Or les avocats ne se sont jamais, avec cette « pensée, arrogé cette qualification ; au contraire, souvent ils se laissent ap- « peler *maîtres* dans les actes. En un mot, la noblesse dont l'usurpation est « punissable emporte avec soi des prérogatives, des priviléges constants ; « mais la noblesse contestée aux suppliants est une qualité vaine, un simple « titre d'honneur absolument infructueux que les lois, l'usage et les arrêts « ont attaché à la profession d'avocat. » Et, dans des termes identiques, était rédigée la défense des médecins.

Cette argumentation, en tant qu'elle devait appuyer les requêtes des

---

(20) Les comtes de Saint-Jean de Lyon, comme les chevaliers de Malte, n'avaient aucun égard aux qualités de noble et de noble homme prises depuis l'année 1500 ; ils ne les comptaient parmi les preuves de noblesse qu'on était obligé de faire pour être reçu comte dans leur église. On sait que les droits les plus complets de souveraineté sur la ville de Lyon passèrent aux archevêques en 1182. Renaud de Forez, archevêque, anoblit le clergé de la métropole ; les humbles frères de Saint-Étienne devinrent chanoines et comtes. Le noble chapitre n'admit ensuite dans son sein que des personnages d'ancienne noblesse (Montfalcon, HIST. DE LA VILLE DE LYON, t. Ier, page 366, et t. II, page 904).

défendeurs, était certainement persuasive; et elle me touche assez pour m'amener à dire que le sacrifice du titre de *nobles* ne devait pas coûter beaucoup à l'amour-propre des plaideurs. Mais, isolée du titre de noblesse, cette distinction, créée ou maintenue en leur faveur par l'édit de 1698, en était-elle moins flatteuse? N'était-ce pas le plus grand honneur à leur faire que de leur permettre la jouissance de ces devises, de ces figures, où l'image et la pensée symbolisaient dans une intime union les plus nobles aspirations de la conscience? Plus je lis les considérations qui ont déterminé cet acte de munificence royale, et plus il me semble que Louis XIV n'a fait que renouer la chaîne des anciennes traditions. L'empereur romain dans sa constitution (21) a éloquemment formulé les droits de l'avocat à l'estime et à la considération publiques : *Advocati, qui dirimunt ambigua fata causarum, suæque defensionis viribus in rebus sæpe publicis ac privatis lapsa erigunt, fatigata reparant, non minus provident humano generi, quam si præliis atque vulneribus patriam parentesque salvarent. Nec enim solos nostro imperio militare credimus illos, qui gladiis, clypeis et thoracibus nituntur, sed etiam advocatos; militant namque causarum patroni, qui gloriosæ vocis confisi munimine, laborantium spem, vitam et posteros defendunt.* J'ai tenu à vous faire connaître le texte complet de cette loi qui assimile en termes si glorieux la noblesse de robe à celle d'épée. J'avais d'autant moins de raisons de la passer sous silence que, du même trait, elle résume votre histoire. Votre mission, à vous médecins, ne vous impose-t-elle pas en effet le même dévouement? et vos cœurs hésitent-ils à le porter jusqu'au sacrifice?

Méditons cette loi, et laissons passer les ironiques attaques que dirigent parfois contre nos travaux et nos efforts l'ingratitude et l'envie. Auguste n'a pas révoqué, quand son fils Marcellus est mort, la constitution par laquelle il avait anobli les médecins. Avocats, nous n'aurons jamais de ces compensations souveraines, car nous ne pouvons rien pour les princes. Mais en défendant, comme vous en soignant, *laborantium spes, vitam et posteros*, nous rencontrerons bien çà et là quelques âmes sympathiques et

(21) L. 14, C., DE ADVOC. DIVERS. JUDICIORUM.

reconnaissantes. Que cet espoir nous suffise. L'amitié d'un bon cœur dédommage avantageusement de l'oubli de bien d'autres.

Agréez, monsieur, etc.

C. Brouchoud,
Docteur en droit, avocat à la cour impériale de Lyon.

Lyon, 9 avril 1860,

Arrêt du conseil du 4e de janvier 1699.

Les commissaires généraux, députés par le Roi pour l'exécution de sa déclaration du 4 septembre 1696, et arrêts du conseil rendus en conséquence contre les usurpateurs du titre de noblesse;

Vu notre jugement du 12 avril 1698, rendu sur la requête à nous présentée par les avocats et les médecins de la ville de Lyon pour être déchargés de la demande à eux faite en condamnation d'amende pour avoir pris la qualité de *nobles* par messire Charles de La Cour de Beauval, etc.

... En conséquence, après la déclaration de n'être nobles ni prétendre soutenir noblesse, et de n'avoir jamais joui d'aucune exemption des nobles, et de renoncer en tant que de besoin à cette vaine qualité de nobles, qui depuis plus d'un siècle n'est d'aucune conséquence dans la généralité de Lion, les décharger de l'amende portée par la déclaration du 4 septembre 1696, et condamner le dit de La Cour de Beauval en tous les dépens et en tous les dommages et intérêts : — Contredits fournis par les avocats et médecins de Lion aux preuves dudit de La Cour de Beauval; — réponse dudit de Beauval aux susdits avocats et médecins; — conclusions du sieur procureur général du Roi en la commission; ouï le rapport du sieur de Caumartin, conseiller d'Etat ordinaire, intendant des finances, l'un de nous et tout considéré :

Nous, commissaires généraux susdits, en vertu du pouvoir à nous donné par Sa Majesté, avons déchargé et déchargeons les avocats et médecins de la ville de Lion des assignations qui leur ont été données à la requête du sieur de La Cour de Beauval, les 25 et 26 janvier, 5, 25 et 27 février 1697, *sans que la qualité de noble qu'ils ont prise ci devant et prendront ci-après*, conjointement avec celle d'avocats et de médecins, leur puisse acquérir et à leurs enfants et successeurs ce titre de noblesse, à moins qu'ils ne l'aient de race et ancienneté.

Fait en l'assemblée desdits sieurs commissaires généraux, tenue à Paris le 4 janvier 1699.

FIN.

www.ingramcontent.com/pod-product-compliance
Lightning Source LLC
LaVergne TN
LVHW050506160826
845677LV00003B/963

* 9 7 8 2 3 2 9 6 5 7 8 6 8 *